BEI GRIN MACHT SICH IHR
WISSEN BEZAHLT

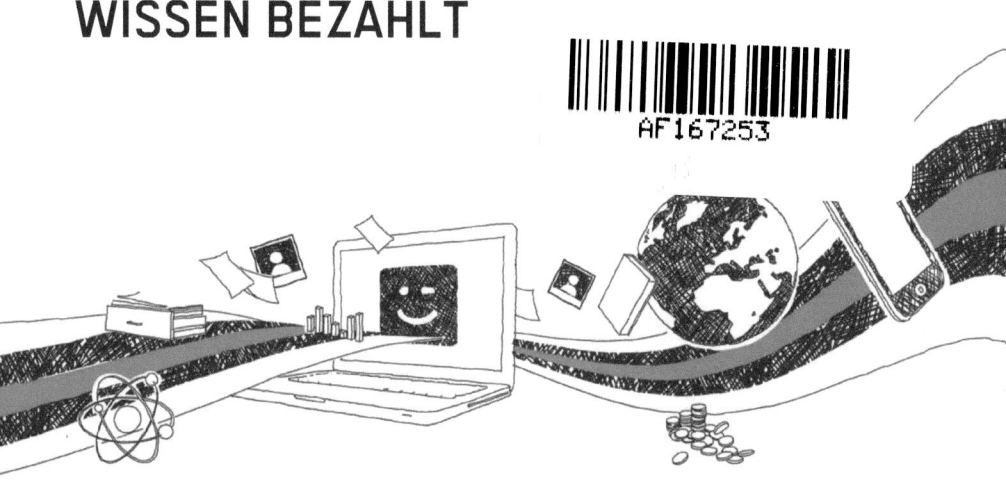

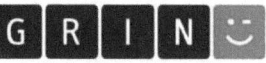

Ist Deutschland impfmüde? Eine Evaluation der gegenwärtigen Situation

Benjamin Engelhardt

Bibliografische Information der Deutschen Nationalbibliothek:

Die Deutsche Nationalbibliothek verzeichnet diese Publikation in der Deutschen Nationalbibliografie; detaillierte bibliografische Daten sind im Internet über http://dnb.d-nb.de abrufbar.

ISBN: 9783346519764
Dieses Buch ist auch als E-Book erhältlich.

Druck und Bindung: Books on Demand GmbH, Norderstedt Germany
Gedruckt auf säurefreiem Papier aus verantwortungsvollen Quellen

Das vorliegende Werk wurde sorgfältig erarbeitet. Dennoch übernehmen Autoren und Verlag für die Richtigkeit von Angaben, Hinweisen, Links und Ratschlägen sowie eventuelle Druckfehler keine Haftung.

Das Buch bei GRIN: https://www.grin.com/document/1141500

Seminararbeit

Zeigen Deutsche eine riskante Impfmüdigkeit?

von

Engelhardt, Benjamin

IUBH Internationale
Hochschule

23.12.2020

Inhaltsverzeichnis

Abbildungsverzeichnis

Einleitung

Im Zuge der allgegenwärtigen Coronakrise entzündet sich einmal mehr der Konflikt zwischen Impf-befürwortern und Impfgegnern. Zu oft wird dieser jedoch auf emotionaler Ebene ausgetragen. Wo sich die einen eine Impfpflicht wünschen, demonstrieren die anderen vehement gegen eine solche. Es entsteht der Eindruck, dass es bei der Diskussion manchmal an der evidenzbasierten Ge-sprächsgrundlage fehlt. Jeder beansprucht die Wahrheit und die Faktenlage für sich. Kritisch wird es dann, wenn aufgrund der politischen oder persönlichen Einstellung zum Thema Impfen zu ein-seitig berichtet wird. Wie bei vielen Bereichen gilt es, das Für und Wider auf Basis von wissen-schaftlichen Erkenntnissen abzuwägen. Doch Impfgegner gibt es schon lange: Bereits 1890 haben sich diese schon in Form von so genannten Impfgegner-Vereinen organisiert (Didtmann 1890, S. 2). In den letzten Monaten ist immer wieder der Begriff Impfmüdigkeit gefallen. Die WHO be-schreibt Impfmüdigkeit als ein Phänomen, wenn Impfungen später als empfohlen oder nicht durch-geführt werden, trotz der Zugänglichkeit der Impfstoffe. 2019 nahm die WHO die Impfmüdigkeit in die Liste der 10 größten Bedrohungen für die globale Gesundheit auf. Impfungen sind eine der wichtigsten Entdeckungen der Medizin, die geimpfte Personen und bei ausreichend hoher Impf-quote auch ungeimpfte Personen (neuerdings bezeichnet als *Gemeinschaftsschutz* (Doshi 2018, 1)) vor schwerwiegenden Infektionskrankheiten schützen können (Steinmeyer et al. 2019, S. 1).

In dieser Ausarbeitung geht der Frage nach, ob es eine riskante Impfmüdigkeit der Deutschen gibt. Auch vor dem Hintergrund der aktuellen Brisanz des Themas, soll die Problematik untersucht wer-den, inwiefern die Impfmüdigkeit ein Risiko für die Bevölkerung darstellt, sofern von einer Impfmüdigkeit ausgegangen werden kann. Ziel hierbei ist es, unter Einbezug wissenschaftlicher Daten, eine abschließende Aussage treffen zu können, ob und wenn ja, in welchem Ausmaß von einer riskanten Impfmüdigkeit in der deutschen Bevölkerung gesprochen werden kann.

Ausgehend von der deduktiven Fragestellung des Titels *Zeigen Deutsche eine riskante Impfmüdig-keit*, wird der Leser in den nachfolgenden Seiten Stück für Stück durch die einzelnen Kapitel an die Beantwortung der Fragestellung herangeführt. Diese Arbeit soll einen Überblick zum Impfgesche-hen geben und darauf hinweisen, wie auf eine etwaige Impfmüdigkeit reagiert werden kann. Daher wird die Methode der Literaturarbeit gewählt. Für tiefergehende Erkenntnisse ist zusätzlicher For-schungsbedarf nötig.

Bereits zu Beginn der Literaturrecherche entsteht der Eindruck, dass es schwierig ist Informationen zu finden, die eindeutig objektiv mit dem Thema Impfen umgehen.

1. Die Lage in Deutschland zum Thema Impfen

Um beschreiben zu können, ob Defizite beim Impfstatus vorliegen, sind entsprechende Referenzwerte nötig. Im Fall der Impfungen ist es die so genannte Impfquote, die vorgibt, wie hoch die Durchimpfungsquote sein muss, um die Eradikation einer Infektionskrankheit zu erreichen. Laut der WHO soll diese mindestens 95 % betragen. Die WHO beklagt, dass dieses Ziel in Deutschland für wichtige impfpräventable Krankheiten nicht erreicht wird. Grundsätzlich sind in Deutschland für die Durchführung der Impfungen die Bundesländer zuständig. Im Regelfall folgen diese den Empfehlungen der STIKO (DEGAM 2009, S. 1).

Das Impfverhalten in Deutschaland hängt von vielen Faktoren ab. Es zeigt sich, dass nicht nur Vertrauen in Impfungen ein wichtiger Aspekt ist, sondern ebenso praktische Barrieren abgebaut werden müssen. Die psychologischen Gründe des (Nicht-)impfens unterscheiden sich von Region zu Region (zum Beispiel pro Bundesland) und von Impfstoff zu Impfstoff (Betsch et al. 2019, S. 402 ff.). Kenntnisse zum Impf- und Immunstatus der Bevölkerung stehen in Deutschland immer noch in einem unzureichenden Maß zur Verfügung. Die vorhandenen Datenquellen erlauben nur Schätzungen oder werden aus den Schuleingangsuntersuchungen zu einem sehr späten Zeitpunkt erhoben (Reiter 2004, S. 1145).

Für das weitere Vorgehen in dieser Arbeit ist es wichtig, verschiedene in der Literatur verwendete Begriffe abzugrenzen: Impfmüdigkeit (engl.: hesitancy): Hierbei wird ein psychologisches Zögern ausgedrückt. Impfungen können aber auch vergessen oder aufgrund des fehlenden Zugangs nicht in Anspruch genommen werden. Es wäre wünschenswert, wenn im allgemeinen Sprachgebrauch also weniger der Begriff Impfmüdigkeit verwendet, sondern von der Tatsache der (Nicht-)impfung ausgegangen wird (Betsch et al. 2019, S. 400). Unterscheidung zwischen Impfgegner und Impfskeptiker: Impfgegner machen circa 3 – 5 % der deutschen Bevölkerung aus, argumentieren irrational oder unwissenschaftlich und lehnen Impfungen aus religiösen, esoterischen, ideologischen oder alternativ-medizinischen Gründen ab. Impfskeptiker hingegen lehnen Impfungen nicht prinzipiell ab, sondern vertreten besondere Ansichten im Hinblick auf Zeitpunkt, Impfstrategie, Wirksamkeit, Sicherheit und Nebenwirkungen (Meyer und Reiter 2004, S. 1185). Als problematisch kann ebenso die in Deutschland existierende Holschuld sein. Für viele Eltern ist es nicht einfach an wissenschaftlich fundierte Informationen zu gelangen, was die Unterscheidung zwischen neutralen wissenschaftlichen und einseitig unwissenschaftlichen Informationen erschwert (Betsch et al. 2019, S. 406).

1.1 Impfquoten in Deutschland

Ein zentrales Thema zur Beantwortung der Frage, ob es in Deutschland eine riskante Impfmüdigkeit gibt, ist die, der tatsächlichen Impfquoten aller und gegebenenfalls auch einzelner Impfstoffe. Der Nutzen hoher beziehungsweise ausreichender Impfquoten besteht in der Reduktion der Zirkulation der entsprechenden Erreger in der Bevölkerung, was zu einem indirekten (Gemeinschafts-)schutz von ungeimpften Personen vulnerabler Bevölkerungsgruppen führen kann (Pfleiderer und Wichmann 2015, S. 268). Um ausreichend hohe Impfquoten zu erreichen bedarf es einem guten Fingerspitzengefühl vonseiten der öffentlichen Hand. Die Einführung einer (teilweisen) Impfpflicht kann beispielsweise auch negative Auswirkungen auf die Impfquote haben, weil vorher kritisch dem Impfen gegenüber eingestellte Personen sich in ihrer Entscheidungsfreiheit beschränkt fühlen und in der Folge freiwillige Impfungen seltener durchführen (Betsch et al. 2019, S. 406). Auf die Rolle der Politik und des Staates wird im Kapitel 3.1 näher eingegangen.

Folgende Tabelle zeigt den Impfstatus wichtiger Impfungen in den einzelnen Bundesländern für Kinder im Alter von 24 Monaten und im Alter von 4 – 7 Jahren.

BL – KV	KV-Impfsurveillance, Alter 24 Mo (Geburtsjahr 2016)						SEU 2018, Alter 4–7 Jahre (Geburtsjahrgänge 2010–2013)						Anteil Kinder mit Impfausweis
	Dip	Tet	Per	Polio	Hib	HepB	Dip	Tet	Per	Polio	Hib	HepB	
BW	71,3	71,3	71,3	71,2	71,1	68,1	88,6	88,7	88,4	87,8	86,9	78,4	89,2
BY	76,5	76,6	76,5	76,3	76,2	72,9	95,6	96,2	95,0	94,9	93,2	85,6	92,6
BE	78,0	77,9	77,9	77,7	77,7	75,5	93,9	94,1	91,0	93,3	90,4	85,5	90,5
BB	80,5	80,5	80,5	80,3	80,2	78,8	95,8	96,3	95,4	95,6	94,1	92,3	90,6
HB	75,5	75,5	75,5	75,3	75,3	74,1	89,8	89,8	89,6	91,8	89,5	86,7	83,1
HH	80,5	80,5	80,5	80,4	80,4	78,7	–	–	–	–	–	–	–
HE	–	–	–	–	–	–	93,1	93,2	93,0	94,4	92,8	89,6	93,3
MV	77,9	78,0	77,9	77,9	77,8	76,5	96,8	96,9	96,6	96,2	95,0	80,8	88,1
NI	81,6	81,6	81,6	81,4	81,3	80,0	93,7	93,9	93,4	93,5	92,3	90,5	92,2
NRW	–	–	–	–	–	–	92,2	92,2	92,0	92,4	91,1	89,8	91,6
▸ KV NO	80,9	80,9	80,8	80,8	80,7	79,3	–	–	–	–	–	–	–
▸ KV WL	–	–	–	–	–	–	–	–	–	–	–	–	–
RP	81,6	81,6	81,5	81,4	81,3	80,4	96,1	96,3	95,6	95,7	94,3	92,4	92,2
SL	79,9	79,9	79,9	79,7	79,7	76,6	91,4	91,5	90,9	90,4	89,2	87,6	90,6
SN	73,6	73,6	73,5	73,1	72,9	68,1	93,8	94,0	93,7	91,8	91,8	85,6	92
ST	80,6	80,7	80,6	80,5	80,5	79,6	94,2	94,2	94,1	93,3	92,1	94,1	89,1
SH	82,5	82,5	82,4	82,4	82,3	81,0	92,0	92,2	91,8	91,1	89,9	86,7	90,5
TH	75,7	75,7	75,7	75,5	75,5	74,5	93,6	93,7	93,5	92,5	90,8	88,2	93
Gesamt	77,9	78,0	77,9	77,8	77,7	75,5	93,1	93,3	92,7	92,8	91,4	87,2	91,4

Abbildung 1:

Impfquoten bei Diphtherie, Tetanus, Pertussis, Polio, Hib und Hepatitis B mit 24 Monaten.

(Robert Koch-Institut 2020, S. 12)

Zwar wurden hier nur Kinder mit Impfausweis erfasst (mit dem Hinweis der Autoren, dass Kinder ohne vorgelegten Impfausweis tendenziell weniger Impfungen aufweisen), aber bereits die Impfsituation im Kindesalter zeigt, dass bundesweit die von der WHO empfohlene Impfquote von 95 % in keinem Bundesland erreicht wird. Beim Vergleich unterschiedlicher Tabellen zeigt sich einmal mehr, dass eine einheitliche Erhebung der Daten notwendig ist, da die Angaben aus vielen verschiedenen Quellen bezogen werden und teilweise widersprüchliche Informationen aufweisen (statista 2019, S. 15). Grundsätzlich wird bei der Analyse von Daten bei Schuleingangsuntersuchungen bemängelt, dass die Impfungen später begonnen haben als empfohlen und die Impfserien nicht zeitgemäß abgeschlossen wurden (Robert Koch-Institut 2020, S. 9). So haben zwar 97,1 % der Schulanfänger die erste Impfung erhalten, aber bei der entscheidenden zweiten Impfung liegt die Impfquote bei 93 % (Schinkel und Michael BMG 2019, S. 1). In einer weiteren Tabelle des Statistischen Bundesamts wird deutlich, dass sowohl Frauen und Männer ab 18 Jahren und gestaffelt nach Altersgruppe und Bildungsstand bei der Tetanus-Impfung eine Impfquote von circa 70 – 80 % aufweisen (statista 2019, S. 61–62).

Selbst beim Krankenhauspersonal (Abbildung 2) zeigen sich gravierende Defizite im Hinblick auf die empfohlene Impfquote, die jedoch von Jahr zu Jahr gestiegen ist. Gerade im Hinblick auf nosokomiale Infektionen ist die geringe Durchimpfungsrate beim Pflegepersonal bedenklich, im Hinblick auf die Ansteckungsgefahr.

		Saison 2016/17		Saison 2017/18		Saison 2018/19		Saison 2019/20	
Krankenhäuser		52		125		171		131	
Teilnehmende		5.808		17.891		27.163		18.872	
		Verteilung in % (n =)	Impfquote in %	Verteilung in % (n =)	Impfquote in %	Verteilung in % (n =)	Impfquote in %	Verteilung in % (n =)	Impfquote in %
Berufsgruppe	Ärzteschaft	18,0 (1.074)	60,8	18,0 (3.476)	59,4	18,0 (5.109)	76,0	18,9 (3.564)	79,3
	Pflegedienst	36,7 (1.824)	32,7	36,7 (6.449)	31,1	36,7 (8.474)	46,0	31,5 (5.940)	46,7
	Andere	45,3 (2.910)	36,6	45,3 (7.966)	37,9	45,3 (13.580)	47,8	49,6 (9.368)	48,0

Abbildung 2:

Influenza-Impfquoten und ihre Verteilung bei Krankenhauspersonal nach Berufsgruppe.

(Robert Koch-Institut (RKI) 2020, S. 9)

Das Problem mit der schwankenden Impfquoten liegt im Impfen oder dem Impferfolg selbst, wie die folgende Abbildung zeigt: Ist eine hohe Durchimpfungsrate für impfpräventable Erkrankungen erreicht, schwindet die wahrgenommene Gefahr der Krankheit und somit einer der Gründe sich trotzdem impfen zu lassen. Die Impfquote sinkt, wodurch die Krankheit sich wieder mehr ausbreitet. In der Folge steigt das wahrgenommene Gefahrenpotenzial und es lassen sich wieder mehr Menschen impfen. Die Impfquote erhöht sich (Meyer und Reiter 2004, S. 1187).

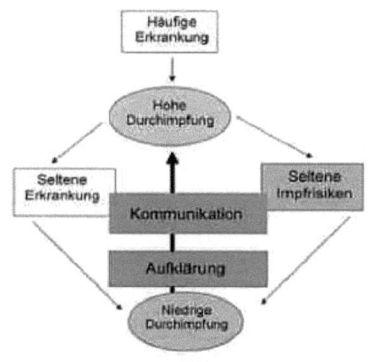

Abbildung 3:

Die Bedeutung von Kommunikation und Aufklärung für den Erhalt hoher Durchimpfungsraten in nicht epidemischen Zeiten.

(Meyer und Reiter 2004, S. 1186)

1.2 Einstellung der Deutschen zum Thema Impfen

Impfkritische Haltungen gibt es in Deutschland im Vergleich zu anderen Ländern eher seltener (Meyer und Reiter 2004, S. 1188). Im Jahr 2016 wurde in eine Umfrage zur grundsätzlichen Haltung zum Impfen in Deutschland durchgeführt. Dabei hat eine große Mehrheit von 83 % Impfungen befürwortet. 13 % stehen Impfungen ablehnend gegenüber (statista 2019, S. 4). Dagegen haben in einer früheren Umfrage 59 % der Befragten angegeben, dass Ihnen jemand einen Rat oder Hinweis gegeben hat, sich impfen zu lassen. In einer weiteren Frage wurde von 53% der Befragten erfasst, dass sie bisher auf eine Impfung durch die mediale Berichterstattung aufmerksam gemacht wurden. Diese Zahlen lassen vermuten, dass die Skepsis in der Bevölkerung gegenüber Impfungen zu hoch ist, als dass die angestrebte Durchimpfungsrate erzielt werden kann. Ein besondere Schlüsselrolle kommt hierbei den Ärzten zu, die alleinig die Impfungen vornehmen dürfen. Hier offenbart sich die

Verunsicherung und zu geringe Aufmerksamkeit, insbesondere der Hausärzte in Bezug zum Impfstatus ihrer Patienten (DEGAM 2009, S. 95). Die Motivation zum Impfgedanken kann in der Ärzteschaft zudem schwinden, wenn sie dem Risiko zivilrechtlichen Klagen (beispielsweise wegen angeblicher Lücken in der Aufklärungspflicht) ausgesetzt sind. Hier sollte eine klare Trennung von juristischem und biologischem Risiko einer Impfung erfolgen (Schneeweiß 1999, S. 310). Es zeigt sich auch, dass durch einen höheren Bildungsabschluss das Vertrauen in Impfempfehlungen ansteigt. Besonders hoch ist das Vertrauen bei Schwangeren (statista 2019, S. 45). Werden dieselben Frauen nach der ersten Impferfahrung befragt, fällt ihr Urteil deutlich schlecht aus. Das wiederum beeinflusst das Impfgeschehen im Zuge weiterer Impfungen im Laufe des Kindesalters. Daten einer Repräsentativbefragung zeigen, dass das Bewusstsein für impfpräventable Erkrankungen geschärft werden kann, wenn diese mit den daraus resultierenden Risiken der Folgeerkrankungen assoziiert werden (Betsch et al. 2019, S. 402 ff.). Einen weiteren Aspekt der individuellen Einstellung zum Impfen findet sich in der Mikroökonomik: Bei der Impfentscheidung (in diesem Fall bei Kindern) wägen Eltern den Nutzen der Impfung gegen die Kosten ab. Auf der Nutzenseite steht das Wissen, dass das Kind nach der Impfung sich bei anderen Kindern nicht mehr anstecken kann. Bei den Überlegungen auf der Kostenseite, stellt die unterschiedliche Gewichtung des aktiven: *Ich impfe mein Kind und tue ihm damit möglicherweise was Schlimmes an* und des passiven: *Mein Kind hat sich angesteckt, ... ach hätte ich es mal impfen lassen*, ein Problem dar. Den ersten Fall verbuchen die Eltern mental als Verlust, den zweiten als entgangenen Gewinn. Da entgangene Gewinne aber nicht im gleichen Ausmaß verspürt werden wie Verluste, ist dies ein Anreiz sich gegen eine Impfung zu entscheiden (Strotebeck 2020, S. 97).

Das 5 C-Modell beschreibt wesentliche psychologische Gründe der Impfentscheidung und gilt daher als das umfassendste der bestehenden Modelle. Wo Fragebögen nur einzelne Items abdecken, berücksichtigt das 5C-Maß alle relevanten Aspekte. Abbildung 4 gibt einen Überblick und genaue Definitionen der Gründe und zeigt Beispiele für Aussagen, die im Fragebogen für Probanden bewertet werden sollen (Betsch et al. 2019, S. 401).

Bezeichnung	Erklärung	Beispiel
Confidence	Vertrauen in die Sicherheit der Impfung	Diphterie-Tetanus wird allgemein als „sicher" empfunden, bei Masern bestehen Bedenken
Complacency	Wahrnehmung des Krankheitsrisikos	FSME wird durch die Abbildung der Zecke als „gefährlich" empfunden (anders bei HPV)
Contraints/Convenience	Geringe Hürden wie Stress, Zeitaufwand, Kosten etc.	Impfangebot „vor Ort" und Kostenfreiheit begünstigen die Inanspruchnahme
Calculation	Kosten-Nutzen-Abwägung	Teure Impfungen (z. B. MenB) sind für gewisse Schichten schwer leistbar; Abwägung ist auch Entscheidungsgrundlage für „Gratisimpfprogramm"
Collective Responsibility	Verantwortungsgefühl für Gemeinschaft	Beschränkte Impfpflicht für medizinisches Personal in Krankenanstalten

Abbildung 4:

Die fünf psychologischen Gründe des (Nicht-)Impfens (5C).

(Kerbel 2020, S. 37)

1.2.1 Gründe, die Impfmüdigkeit fördern

Impfungen zählen wie schon erwähnt zu den bedeutendsten Errungenschaften der jüngeren Medizingeschichte. Trotzdem verursacht das Thema Impfen eine beachtliche Polarisierung in der Bevölkerung. Um zu verstehen, was Menschen bewegt sich gegen das Impfen zu entscheiden oder einer Impfung zumindest kritisch gegenüberstehen, sollen nachfolgend verschiedene Gründe aufgezeigt werden.

Gründe oder Argumente der Impfgegner:

- Impfungen schützen nicht vor Erkrankungen.

- Es ist besser die Krankheit durchzumachen, weil sie das Immunsystem stärkt und Mehrfachimpfungen belasten das Immunsystem zu sehr.

- Impfungen sind Auslöser von bestimmten Krankheiten (Diabetes, Autismus ...).

- Adjuvanzien und sonstige Inhaltsstoffe schaden der Gesundheit.

- Industrie und Ärzte sind verbandelt und missbrauchen die Impfungen als Geschäft (Kerbel 2020, S. 36).

Weitere Gründe, die zur Impfmüdigkeit oder Impfskepsis in der Bevölkerung beitragen können:

- Impfpräventable Erkrankungen werden im Erwachsenenalter weniger als ernsthafte Bedrohung wahrgenommen.

- Es besteht Unsicherheit und Unübersichtlichkeit bezüglich den vor allem in den letzten 10 Jahren eingeführten Impfempfehlungen bei den Laien, als auch beim ärztlichen Personal.

- Herkömmlichen Impfstoffen liegt ein geringeres Angstpotenzial zugrunde als bei Impfstoffen für FSME oder in Verbindung mit Fernreisen, wo die Impfwilligkeit größer ist.

- Die zu geringe Sensibilisierung für neue Impfstoffe können die Zweifel in der Bevölkerung verstärken.

- Übereilte Einführungen von Impfungen erhöhen die Skepsis, ob die Entscheidungen der STIKO allein wissenschaftlich begründet sind. Nachgewiesene Verflechtungen der STIKO mit der Industrie können diesen Eindruck verstärken (Doshi 2018, S. 2).

- Bei jüngst empfohlenen Impfungen wie der HPV oder Rota-Viren-Impfung ist die tatsächliche Effektivität, Sicherheit und Verträglichkeit noch nicht abschließend geklärt (DEGAM 2009, S. 95).

- Publikumswirksamer Einsatz von Impfbefürwortern und Impfgegnern im Fernsehen ist weniger der evidenzbasierten Aufklärung, als vielmehr den Einschaltquoten gewidmet (Kerbel 2020, S. 37).

- Bei einer Umfrage im Jahr 2012 geben 27 % der Befragten an, dass ihr Hausarzt oder ein anderer Arzt Ihnen in den letzten 12 Monaten eine bestimmte Impfung empfohlen hat.

- Bei der Motivation der Bevölkerung zu höherer Impfbereitschaft sollte ebenso berücksichtigt werden, dass sich 79 % der Befragten vor allem wegen dem eigenen Schutz impfen lassen, nicht aus Rücksicht auf andere oder aufgrund der Erhöhung des Gemeinschaftsschutzes.

- Die Frage nach den Gründen der Ablehnung von Erwachsenen gegenüber der Masernschutzimpfung ergibt, dass 60 % der Befragten nicht auf die Notwendigkeit einer Impfung hingewiesen wurden (statista 2019, S. 44).

- Starke Nebenwirkungen bei klinischen Studien wie bei der Erprobung der Arzneimittels TGN1412 in London schüren zusätzlich die Angst vor dem Risiko sich als gesunder Mensch einen Impfstoff verabreichen zu lassen, ohne vorher das genaue Ergebnis von Kosten und Nutzen zu kennen (Pfleiderer und Wichmann 2015, S. 267).

Bezugnehmend zum letztgenannten Punkt und zur aktuellen pandemischen Situation in Deutschland, ist es wichtig, die Gründe für das gewählte teleskopierte Verfahren der Impfmittelzulassung gut zu begründen, da sonst zu befürchten ist, dass sich Teile der Bevölkerung nicht genügend aufgeklärt fühlen und so nicht bereit sein werden sich impfen zu lassen (Rabe 2020a, S. 1). Unbegründet sind die Bedenken zu den Nebenwirkungen und gesundheitlichen Risiken einer Impfung nicht, wie Annette Ziegler, Professorin an der Technischen Universität München bei Kindern im Zusammenhang mit Diabetes 1 erforscht hat: „Eine einzelne Impfung ist es nicht, aber er könnte sein, dass die enorme Anzahl von Immunstimulationen, die so früh stattfinden, das Immunsystem in einer Art verändern und bei einem Kind, das schon gewisse genetische Grundvoraussetzungen mitbringt, dann eine Rolle spielen" (Deutschlandfunk 2009, S. 1).

1.3 Maßnahmen zur Aufklärung

Wenn die Impfquote erreicht und die Skepsis in Teilen der Bevölkerung aufgehoben werden soll, dann ist es wichtig eine transparente und wissenschaftlich fundierte, aber für die Bevölkerung und die Ärzteschaft nachvollziehbare Aufklärungsarbeit zu betreiben. Es ist ratsam, jeden Impfstoff und jede Impfung für sich, unter den Aspekten der Wirksamkeit, unerwünschten Nebeneffekten und Kosten gründlich zu beurteilen. Aufgrund der nicht unbegründeten Sachlage der Nebenwirkungen von Impfstoffen müssen Informationen zu möglichen langfristigen Kollateral- und Teritäreffekten von Impfverfahren auch für die Öffentlichkeit in verständlicher Form abrufbar sein (Doshi 2018, S. 1 ff). Zur Aufklärung über Nebenwirkungen oder Komplikationen und zum Zwecke der Vertrauensbildung gehört nicht nur das Aushändigen einer Informationsbroschüre, sondern vor allem ein vertrauenswürdiges Impfgespräch (Kerbel 2020, S. 36). Das Patientenrechtegesetz gewährt den Bürgern einen Anspruch auf informiertes Entscheiden und Aufklärung. Eine Impfpflicht würde diesem Anspruch entgegenstehen.

Zwangsmaßnahmen sind daher in einem aufgeklärten demokratisch denkenden System eher unangebracht. So sind die Möglichkeiten zu einer Verbesserung der Impfquote noch lange nicht ausgeschöpft (Doshi 2018, S. 3).

Weitere Maßnahmen zur Förderung der Impfgedankens:

- Schwerpunktthema in Öffentlichkeit und Fachöffentlichkeit.

- Fortbildung der Multiplikatoren (medizinisches Fachpersonal) zu Impfstoffwirksamkeit und Sicherheit.

- Einrichtung einer zentralen Stelle für Impfschadensbegutachtungen.

- Forschung zum Aufklärungsbedarf von Eltern zum Thema Impfen.

- Einsatz einfacher, visuell orientierter Materialien.

- Bonussysteme für durchgeführte Impfungen für Patienten (Meyer und Reiter 2004, S. 1187).

Ein zusätzlicher Ansatzpunkt wären die von französischen Ärzten entwickelte Checkliste, die Impf-pannen vermeiden soll, auf Grundlage der am häufigsten genannten Irrtümer. Diese Liste enthält drei Blöcke, die sich auf die Abläufe vor, während und nach der Impfung beziehen (Oberhofer 2016, S. 8).

Werden die bisherigen Studien zu der Einschätzung der Nebenwirkungen von Impfstoffen zugrunde gelegt, dann zeigt sich, dass es eher an der Aufklärungsarbeit mangelt. Denn bei einer 2011 veröf-fentlichten Studie zu Impfnebenwirkungen wird deutlich, dass sich diese im Rahmen des bekannten Nebenwirkungsspektrum befinden (Poethko-Müller et al. 2011, S. 363). Es ist aber weitere For-schungsarbeit zu Impfstoffen nötig, sodass weitere, von der Industrie und anderen einseitigen Inte-ressen unabhängige Studien durchgeführt werden müssen, um das Risikoprofil von Impfstoffen und deren Nebenwirkungen (der Bevölkerung) aufzeigen zu können. Nur so kann Vertrauen geschaffen werden. Die Deutsche Gesellschaft für Psychologie bemängelt beispielsweise, dass evidenzbasierte Alternativen zur Erhöhung der Impfquoten ignoriert werden (Steinmeyer et al. 2019, S. 3). Ein kürz-lich veröffentlichtes Positionspapier der Ärzte für individuelle Impfentscheidung konstatiert, dass zwar Impfstoffe ein wichtiger und sinnvoller Baustein darstellen, wie in der zurzeit gegenwärtigen Covid-19-Pandemie, aber Impfungen Maßnahmen sind, die an gesunden Menschen durchgeführt werden und daher höheren Anforderungen gerecht werden müssen, als dies bei therapeutischen Medikamenten der Fall ist, bei denen ein bestehender Leidensdruck im Zweifelsfall höhere Behand-lungsrisiken rechtfertigen kann (Verbeke et al. 2019, S. 1). Zur Sensibilisierung der Bevölkerung ist es daher ratsam, keine Balancierung von Meinungen, sondern eine Balancierung von Evidenz vor-zunehmen (Betsch et al. 2019, S. 405). Als wichtige Maßnahme der Aufklärungsarbeit im Zusam-menhang mit Impfmüdigkeit und Impfskepsis ist es daher von entscheidender Bedeutung zu identi-fizieren, aus welchen Gründen Individuen sich nicht impfen lassen (Steinmeyer et al. 2019, S. 1).

2. Weitere Diskussionsgrundlagen zum Thema Impfen

In diesem Kapitel sollen die Rollen der verschiedenen Akteure nochmals gesondert betrachtet wer-den, da jeder der drei Akteure unterschiedlichen Einfluss auf das Impfgeschehen ausübt und somit auf die Frage, inwiefern von einer Impfmüdigkeit gesprochen werden kann.

2.1 Die Rolle der Öffentlichen Hand

Bereits im Jahr 1999 moniert der Berufsverband Deutscher Anästhesisten die politische Scheinhei-ligkeit, die die Impflücken in Deutschland beklagt, aber sich dem Schritt verweigert, die Bindung der Versicherten an einen Hausarzt (gatekeeping) anzustreben, um eine Verbesserung der Durchimp-fungsrate zu erreichen (Schneeweiß 1999, S. 310). Zwar bieten manche Krankenkassen so ge-nannte Hausarzttarife an; diese sind aber freiwillig und werden wohl nur von einem Teil der Versi-cherten genutzt.

In Deutschland ist für die Information der Bevölkerung zu Impfungen die Bundeszentrale für gesundheitliche Aufklärung verantwortlich. Im Positionspapier des Deutschen Netzwerks Evidenzbasierter Medizin wird bemängelt, dass die auf der Internetseite zur Verfügung gestellten Informationen nicht ausreichend sind und eher dem Charakter von Kampagnen gleichen mit typischen Mängeln fehlerhafter, überredender und missverständlicher Informationen (Doshi 2018, S. 3). Rabe resümiert nach der Beurteilung einer neuen Studie zu Impfnebenwirkungen, dass zentrale Fragen von der Politik unbeantwortet bleiben: Beispielsweise, was die mittel- und langfristigen gesundheitlichen Auswirkungen der modernen Impfprogramme und -strategien sind und ob empfehlungskonform geimpfte Kinder in den kommenden Jahrzenten als die gesünderen Erwachsenen bezeichnet werden können (Rabe 2020b). Wenn auch der Film „Vaxxed" sehr umstritten ist und viele Informationen mit größter Vorsicht angesehen werden sollten, so zeigt zumindest der von einem Whitleblower vorgeworfene Betrugskandal im Zusammenhang mit der amerikanischen Gesundheitsbehörde CDC, dass die Politik im Zweifel wenig Interesse an korrekt ausgeübter Wissenschaft hat, die auch Ergebnisse vorbringen kann, die nicht im Interesse der Politik, aber sicherlich im Interesse der Bevölkerung ist (Rabe 2020c).

Die aktuelle pandemische Situation verlangt von allen in der Bevölkerung viel ab und es ist wichtig schnell und klug zu handeln – wenngleich es berechtigte Zweifel gibt, ob die inzwischen genehmigten teleskopierten Studienprotokolle und die beschleunigten Zulassungsverfahren (*rolling review*) genügend Aussagekraft über die flächendeckenden Risiken der Impfstoffe bieten können. Weiter beantworten die Studien wegen ihres Studiendesigns nicht die Frage, ob durch die Impfung die Infektiosität verringert und dadurch eine Herdenimmunität beziehungsweise einen Gemeinschaftsschutz hergestellt werden kann. Dies ist jedoch für den Verlauf der Pandemie von entscheidender Bedeutung. Auch eine ausführliche Impfberatung wird wohl mit der Einführung der Massenimpfung nur bedingt möglich sein (Verbeke et al. 2019, S. 1 ff.).

Möchte die Politik erreichen, dass für Impfungen eine höhere Akzeptanz in der Bevölkerung vorliegt und so die Impfquote gesteigert werden kann, dann kann dies nur durch transparente und wissenschaftsbasierte Informationen geschehen. Das sollte in einem demokratischen Wertesystem möglich sein.

2.2 Die Rolle der Wirtschaft

Die Impfskepsis kann auch mit dem unbewussten Eindruck einhergehen, wie die Bevölkerung die Informationspolitik zum Impfen wahrnimmt. Es gibt fast nichts, was neben Vorteilen nicht auch Nachteile mit sich bringt. Wenn aber – um die Impfquote zu erhöhen – die positiven Seiten des Impfens zu stark hervorgehoben werden, verwundert es nicht, wenn bei aufgeklärten Bürger Zweifel aufkommen.

Unser liberales Wirtschaftssystem ist Segen und Fluch zugleich. Während auf der einen Seite eine freie Marktwirtschaft zu einem großen Teil den Wohlstand unseres Landes sichert, gibt es auf der anderen Seite viele Möglichkeiten für die Wirtschaft, die Dinge zu ihren Gunsten ausfallen zu lassen. Problematisch wird es besonders dann, wenn das Wohl und die Gesundheit der Bevölkerung auf dem Spiel steht und Wirtschaft und Wissenschaft stärker verschmelzen, als dies für eine unabhängige Forschung sinnvoll ist. Impfkampagnen sind beispielsweise vorrangig Werbemaßnahmen und daher nicht geeignet, um die Bevölkerung angemessen über Impfungen zu informieren (Doshi 2018, S. 3). Ein Problemfeld ist auch die Verunsicherung bei manchen Ärzten über die Effektivität und Sicherheit der Impfstoffe, sowie die fehlende Transparenz über seltene aber vorkommende Impfnebenwirkungen (Meyer und Reiter 2004, S. 1187).

Neben der Korruption im Dreieck zwischen Ärzte, Patienten und Krankenkassen gibt es auch die zwischen Pharmakonzernen, Wissenschaft und Politik. Etwa die Hälfte der von Pharmafirmen beauftragten Studien werden nicht publiziert, weil sich diese nicht mit deren Vorstellungen decken. Ebenso werden von Fachzeitschriften Studien verweigert, die möglicherweise nicht im Sinne der Pharmafirmen sind. Daneben gibt es so genannte *Clinical Research Organizations*, die Studien mit vorher festgelegtem Ergebnis durchführen. Vermischung von Wissenschaft und Wirtschaft untergräbt die ethischen Standards. So gibt jeder dritte medizinische Forscher zu, Studien geschönt oder gefälscht zu haben (Hirte 2015, S. 46 ff.). Dies wird bestätigt durch eine Arbeit der Deutschen Arzneimittelkommission, bei der es um den Umgang mit Interessenskonflikten in deutschen Leitlinien geht: Dort wird der Schluss gezogen, dass überwiegend Interessenskonflikte bei S1-Leitlinien deklariert wurden. Interessenkonflikte entstehen immer dann, „[...] wenn ein Risiko besteht, dass professionelles Urteilsvermögen oder Handeln, welches sich auf ein primäres Interesse bezieht, durch ein sekundäres Interesse unangemessen beeinflusst wird" (Schott et al. 2015b, S. 445). Die Arzneimittelkommission selbst geht daher mit gutem Beispiel voran und definiert eigene Kriterien, die Mitglieder der Kommission verpflichtet, Beziehungen zu Akteuren im Gesundheitswesen offenzulegen (Schott et al. 2015a, S. 1).

Dieses Vorgehen wäre nicht nur innerhalb der Kommission, sondern auch in vielen anderen Wirtschaftszweigen sinnvoll. Letztendlich geht es um die Frage: Geht es um das Wohl des Patienten beziehungsweise der Menschen oder geht es um das Wohl der Hersteller? Diese Frage muss jede und jeder für sich selbst beantworten. Doch die Antwort und das Handeln Einzelner hat Einfluss auf das Kollektiv.

2.3 Die Rolle des Volks

Die Bürgerinnen und Bürger sind auf unabhängige und wahrheitsgemäße Informationen angewiesen. Zwar gibt es durch das Internet viele Möglichkeiten sich selbst zu informieren, aber gleichzeitig besteht auch die Gefahr, dass manche Suchende auf falsche Behauptungen und „alternative Fakten" stoßen, die zwar auf den ersten Blick vertrauenswürdig, aber bei näherer Betrachtung sich der evidenzbasierten Grundlage entziehen. Daher ist es vonseiten des Staates wichtig, verlässliche Quellen bereitzustellen, auf die die Bürger zugreifen können. So zeigen erste Studien, dass die Aufklärung über den falschen Inhalt einer Argumentation dazu führen kann, dass Impfgegner in öffentlichen Debatten einen geringeren Einfluss auf die Impfbereitschaft der Publikums haben (Betsch et al. 2019, S. 404).

3. Diskussion und Ergebnis

Die Frage, inwiefern bei den Deutschen eine riskante Impfmüdigkeit vorliegt, wird wie folgt beantwortet: Werden zur Beantwortung der Frage die reinen statistischen Daten zugrunde gelegt (es wird zunächst von der Situation vor der Covid-19-Pandemie ausgegangen), dann kann durchaus von einer Impfmüdigkeit gesprochen werden. Diese als riskant zu bezeichnen wäre zu weit gegriffen, da alle bisher bekannten impfpräventablen Erkrankungen in Deutschland kein unmittelbares Risiko darstellen sich zu einer Epidemie auszuweiten. Klar ist aber auch, dass dieser komfortable Zustand, welcher sich im Laufe der Jahrzehnte eingestellt hat, nicht durch Nachlässigkeit im Impfen verspielt werden darf. Die vielerorts bemängelte Impfmüdigkeit der Deutschen ist aber eine undifferenzierte und verallgemeinernde Unterstellung, die zwar gewissermaßen auf Basis der zur Verfügung stehenden Zahlen stimmt, aber gleichzeitig den Eindruck erweckt, es sind nur die unwilligen Bürger, die sich dem Impfen widersetzen. Die Impfmüdigkeit ist eher das Ergebnis einer unzureichenden und intransparenten Informationspolitik des Staates und in gewisser Weise auch der Wirtschaft. Der informierte Bürger kann – im Gegensatz zu den vorherigen Jahrhunderten – den Wahrheitsgehalt von Informationen besser beurteilen und einschätzen. Es entsteht fast schon der Eindruck vom *dummen Bürger*, der alles glauben und tun soll, was ihm gesagt und vermittelt wird. Bei Vielen mag dies funktionieren, bei Einigen jedoch nicht. Letztere werden verallgemeinernd als „Impfgegner" bezeichnet, wobei die tatsächlichen Impfgegner einen geringeren Teil ausmachen. Die überwiegende Mehrheit sind eher Impfskeptiker, die sich nicht mit vollmundigen Kampagnen überzeugen lassen, sondern durch wissenschaftliche Fakten zum Thema Impfen, die frei von Interessenskonflikten der Autoren erhoben worden sind. Hier ist es angebracht zu konstatieren, dass der Staat seine Hausaufgaben noch nicht vollständig gemacht hat. Sein Bemühen, die Bürger mit faktenbasierten Informationen zu versorgen, wird sich mittelfristig auch in der Statistik der Impfquote niederschlagen. Der Staat ist demnach der Dreh- und Angelpunkt und Bindeglied zwischen der freien Wirtschaft und dem Volk.

Er hat die verantwortungsvolle Aufgabe manipulierenden und korrumpierenden Einflüssen bei sich selbst und bei anderen Beteiligten zu unterbinden und für einen unabhängigen und transparenten Informationsfluss an die Bürger zu sorgen. Um das Impfverhalten besser zu verstehen, sind die *5C* ein passendes Werkzeug, um gegebenenfalls die Akzeptanz der Impfungen zu erhöhen. Diesen Zustand zu erreichen setzt jedoch voraus, dass die Beweggründe für das (Nicht-)impfen ermittelt werden. Hier gibt es von staatlicher Seite aus sicherlich noch Nachholbedarf. Abschließend ist festzustellen, dass es weniger um das verkrampfte Erreichen einer 95 % Impfquote gehen sollte, als vielmehr darum, den Bürgern genügend solide Informationen zur Verfügung zu stellen, um dann – falls die Faktenlage dies zulässt – das Ziel der erforderlichen Impfquote zu erreichen.

4. Ausblick

Im Umgang mit der aktuellen Covid-19-Pandemie ist es wichtig nicht den Eindruck zu vermitteln, dass die Zulassung der Impfstoffe zugunsten der Schnelligkeit, aber zulasten der Sicherheit erfolgt ist. Kommt die Bevölkerung zu dem Ergebnis, dass den neuen Impfstoffen nicht vertraut werden kann, dann wird die Impfstrategie der staatlichen Behörden nicht den gewünschten Erfolg bringen. Die Bekämpfung der Pandemie und auch aller anderen Infektionskrankheiten kann nur mit den Bürgern, nicht ohne sie gelingen.

Literaturverzeichnis

Betsch, Cornelia; Schmid, Philipp; Korn, Lars; Steinmeyer, Lisa; Heinemeier, Dorothee; Eitze, Sarah et al. (2019): Impfverhalten psychologisch erklären, messen und verändern. In: *Bundesgesundheitsblatt - Gesundheitsforschung -Gesundheitsschutz* 62 (4), S. 400– 409. DOI: 10.1007/s00103-019-02900-6.

DEGAM (2009): Impfen um jeden Preis? Impfmüdigkeit in Deutschland? 85 (3). Online verfügbar unter https://www.degam.de/files/Inhalte/Degam-Inhalte/Ueber_uns/Positionspapiere/Positionspapier_3%20-%20ZFA_03_2009.pdf, zuletzt geprüft am 09.12.2020.

Deutschlandfunk (2009): - Verkannte Gefahr. Online verfügbar unter https://www.deutschlandfunk.de/verkannte-gefahr.676.de.html?dram:article_id=26657, zuletzt aktualisiert am 09.12.2020, zuletzt geprüft am 09.12.2020.

Didtmann, Heinrich (1890): Der Impfgegner. Online verfügbar unter https://digital.zbmed.de/sammlungimpfen/periodical/pageview/5650200, zuletzt geprüft am 08.12.2020.

Doshi, Peter (2018): Pandemrix vaccine: why was the public not told of early warning signs? In: *BMJ*, k3948. DOI: 10.1136/bmj.k3948.

Hirte, Martin (2015): Impfen - pro & contra. Das Handbuch für die individuelle Impfentscheidung. Aktualisierte Neuauflage März 2015. München: Knaur (Knaur-Taschenbücher, 87619 : MensSana).

Kerbel, Reinhold (2020): Das ewige Impfproblem. In: *Pädiatrie & Pädologie* 55 (1), S. 36– 37. DOI: 10.1007/s00608-020-00744-x.

Meyer, C.; Reiter, S. (2004): Impfgegner und Impfskeptiker. In: *Bundesgesundheitsblatt - Gesundheitsforschung -Gesundheitsschutz* 47 (12), S. 1182–1188. DOI: 10.1007/s00103-004-0953-x.

Oberhofer, Elke (2016): Checkliste soll Impf-Pannen vermeiden. In: *MMW - Fortschritte der Medizin* 158 (10), S. 8. DOI: 10.1007/s15006-016-8244-7.

Pfleiderer, Michael; Wichmann, Ole (2015): Von der Zulassung von Impfstoffen zur Empfehlung durch die Ständige Impfkommission in Deutschland : Kriterien zur objektiven Bewertung von Nutzen und Risiken. In: *Bundesgesundheitsblatt - Gesundheitsforschung - Gesundheitsschutz* 58 (3), S. 263–273. DOI: 10.1007/s00103-014-2109-y.

Poethko-Müller, C.; Atzpodien, K.; Schmitz, R.; Schlaud, M. (2011): Impfnebenwirkungen bei Kindern und Jugendlichen. Ergebnisse des Kinder- und Jugendgesundheitssurveys. Teil 1: Deskriptive Analysen. In: *Bundesgesundheitsblatt - Gesundheitsforschung -Gesundheitsschutz* 54 (3), S. 357–364. DOI: 10.1007/s00103-010-1234-5.

Rabe, Steffen (2020a): COVID-19 - über den (fehlenden) Wert der aktuellen Impfstoffstudien -. Online verfügbar unter https://www.impf-info.de/82-coronoia/328-covid19_studien.html#zusammenfassung, zuletzt aktualisiert am 08.12.2020, zuletzt geprüft am 08.12.2020.

Rabe, Steffen (2020b): Geimpft gegen Ungeimpft - der nächste Versuch… Online verfügbar unter https://www.impf-info.de/neben-wirkungen/wirkungen/325-vaxed_vs_unvaxed2.html#r%C3%A9sum%C3%A9e, zuletzt aktualisiert am 08.12.2020, zuletzt geprüft am 08.12.2020.

Rabe, Steffen (2020c): Vaxxed - Der Film - MMR-Impfung und Autismus -. Online verfügbar unter https://www.impf-info.de/neben-wirkungen/unerw%C3%BCnschtes/224-vaxxedmmr-impfung-und-autismus.html, zuletzt aktualisiert am 08.12.2020, zuletzt geprüft am 08.12.2020.

Reiter, S. (2004): Ausgewählte Daten zum Impf- und Immunstatus in Deutschland. In: *Bundesgesundheitsblatt - Gesundheitsforschung -Gesundheitsschutz* 47 (12), S. 1144–1150. DOI: 10.1007/s00103-004-0952-y.

Robert Koch-Institut (2020): Epidemiologisches Bulletin 32/33 2020. Online verfügbar unter https://www.rki.de/DE/Content/Infekt/EpidBull/Archiv/2020/Ausgaben/32-33_20.pdf?__blob=publicationFile, zuletzt geprüft am 09.12.2020.

Robert Koch-Institut (RKI) (2020): Epidemiologisches Bulletin 47/2020. Online verfügbar unter https://www.rki.de/DE/Content/Infekt/EpidBull/Archiv/2020/Ausgaben/47_20.pdf?__blob=publicationFile, zuletzt geprüft am 09.12.2020.

Schinkel; Michael -I BMG (2019): Bundesregierung, S. 1–2. Online verfügbar unter https://www.bzga.de/fileadmin/user_upload/PDF/pressemitteilungen/2019/19_05_02_PM_Impfquoten-BMG-RKI-BZgA.pdf, zuletzt geprüft am 09.12.2020.

Schneeweiß, B. (1999): Voraussetzungen für eine erfolgversprechende Impf- strategie in der Bundesrepublik Deutschland. In: *Bundesgesundheitsblatt - Gesundheitsforschung - Gesundheitsschutz* 42 (4), S. 310. DOI: 10.1007/s001030050105.

Schott, Gisela; Lieb, Klaus; König, Jochem; Mühlbauer, Bernd; Niebling, Wilhelm; Pachl, Henry et al. (2015a): Declaration and Handling of Conflicts of Interest in Guidelines: A Study of S1 Guidelines From German Specialist Societies From 2010-2013. In: *Deutsches Arzteblatt international* 112 (26), S. 445–451. DOI: 10.3238/arztebl.2015.0445.

Schott, Gisela; Lieb, Klaus; König, Jochem; Mühlbauer, Bernd; Niebling, Wilhelm; Pachl, Henry et al. (2015b): Declaration and Handling of Conflicts of Interest in Guidelines: A Study of S1 Guidelines From German Specialist Societies From 2010-2013. In: *Deutsches Arzteblatt international* 112 (26), S. 445–451. DOI: 10.3238/arztebl.2015.0445.

statista (2019): Impfgeschehen in Deutschland. Online verfügbar unter https://de-statista-com.pxz.iubh.de:8443/statistik/studie/id/29897/dokument/ueberlick-zum-impfgeschen-sta-tista-dossier/, zuletzt geprüft am 09.12.2020.

Steinmeyer, Lisa; Heinemeier, Dorothee; Betsch, Cornelia (2019): Die Gründe für Impfmüdigkeit messen und Entwicklungen beobachten. Online verfügbar unter https://www.trillium.de/zeitschriften/trillium-immunologie/archiv/ausgaben-2019/heft-32019/aus-der-grundlagenforschung/die-gruende-fuer-impfmuedigkeit-messen-und-ent-wicklungen-beobachten.html, zuletzt aktualisiert am 09.12.2020, zuletzt geprüft am 09.12.2020.

Strotebeck, Falk (2020): Warum es einfach ist, ein Impfgegner zu sein. In: Falk Strotebeck (Hg.): Einführung in die Mikroökonomik. Band II: Anwendungsbeispiele. 1. Auflage 2020. Wiesbaden: Springer Fachmedien Wiesbaden GmbH; Springer Gabler, S. 97–100.

Verbeke, Rein; Lentacker, Ine; Smedt, Stefaan C. de; Dewitte, Heleen (2019): Three decades of messenger RNA vaccine development. In: *Nano Today* 28, S. 100766. DOI: 10.1016/j.nantod.2019.100766.

BEI GRIN MACHT SICH IHR WISSEN BEZAHLT

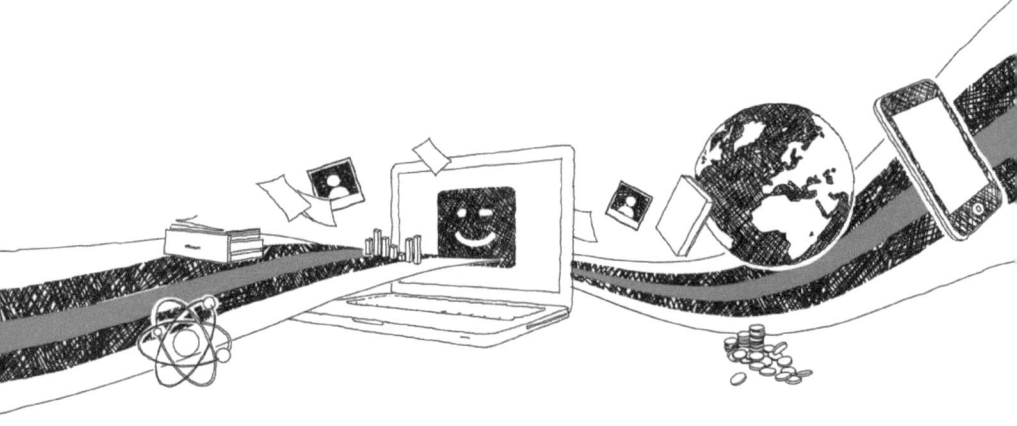

- Wir veröffentlichen Ihre Hausarbeit, Bachelor- und Masterarbeit

- Ihr eigenes eBook und Buch - weltweit in allen wichtigen Shops

- Verdienen Sie an jedem Verkauf

Jetzt bei www.GRIN.com hochladen und kostenlos publizieren

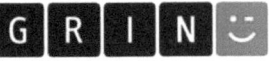